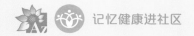

记忆健康进社区

U0243259

痴呆基础知识与筛查
基本技能手册

王华丽 李 涛 编

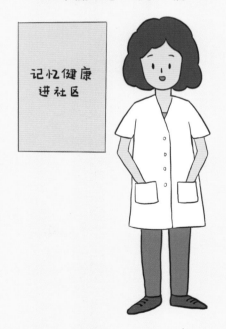

北京大学医学出版社

CHIDAI JICHU ZHISHI YU SHAICHA JIBEN JINENG
SHOUCE

图书在版编目（CIP）数据

痴呆基础知识与筛查基本技能手册 / 王华丽，李涛编. —
北京：北京大学医学出版社，2020.11

ISBN 978-7-5659-2260-2

Ⅰ. ①痴… Ⅱ. ①王… ②李… Ⅲ. ①阿尔茨海默病－
诊疗－手册 Ⅳ. ① R749.1-62

中国版本图书馆 CIP 数据核字（2020）第 178253 号

痴呆基础知识与筛查基本技能手册

编　　　　：王华丽　李　涛

插　　画：吴　冲

出版发行：北京大学医学出版社

地　　址：（100083）北京市海淀区学院路 38 号　北京大学医学部院内

电　　话：发行部 010-82802230；图书邮购 010-82802495

网　　址：http://www.pumpress.com.cn

E - m a i l：booksale@bjmu.edu.cn

印　　刷：北京强华印刷厂

经　　销：新华书店

责任编辑：许　立　责任校对：靳新强　责任印制：李　啸

开　　本：880 mm × 1230 mm　1/32　印张：2.375　字数：51 千字

版　　次：2020 年 11 月第 1 版　2020 年 11 月第 1 次印刷

书　　号：ISBN 978-7-5659-2260-2

定　　价：20.00 元

痴呆基础知识与
筛查基本技能手册

顾　　问：于　欣

编　　　：王华丽　李　涛

学术秘书：周舒艾君　夏梦梦

插　　画：吴　冲

　　第六次全国人口普查数据结果显示，中国老龄化进程逐步加快，全国老龄人口逾1.7亿，占13.26%。2019年国际阿尔茨海默病协会公布，全球有将近5000万痴呆患者。我国约有近1000万痴呆患者，这无疑已经成为我国老龄化社会的巨大挑战。关爱痴呆患者，为患者家属及其照料者提供辅导和精神关怀，是改善老年痴呆患者生活质量的重要举措。

　　我国当前用于痴呆医疗与照护的专业资源仍相当有限，大部分痴呆患者仍在接受居家照护。在社会服务资源不足的情况下，由北京大学第六医院王华丽医生带领的课题组总结近二十年痴呆医患家属联谊会的工作经验，获得北京市科委首都临床特色应用研究项目重点课题资助，建立了痴呆患者家属辅导与干预技术，在很大程度上提高了家属的照护技能，缓解其照护压力，为改进痴呆患者社区服务提供了科学的技术手段。

　　应广大家庭照护者及社区工作者的要求，课题组成员不断完善医院—社区—家庭结合干预技术操作手册，策划了"记忆健康进社区"系列丛书，共包括《痴呆基

础知识与筛查基本技能手册》《痴呆居家照护辅导——辅
导员工作手册》《痴呆居家照护辅导——家庭照护者学习
手册》《照护日记》四本书，为开展社区老年期痴呆筛
查、照护者干预与辅导等工作提供了非常实用的工具，
可进一步指导痴呆照料者综合干预技术在社区的推广
工作。

特别高兴看到北京市科委首都临床特色应用研究项
目资助课题取得如此丰硕的应用成果。衷心期望这套丛
书能让生活在社区的患者得到及时的诊断和治疗，享受
高质量的居家照护，从而达到更高的生活质量！

曹　巍
北京市科学技术委员会生物医药处

医药技术的进步固然有助于提升疾病的诊治水平，但是同样也会增加医疗成本的支出。无论发达国家还是发展中国家，医疗成本的上升速度都远远超过了社会财富的增加速度。因此，有人预言，21世纪的医疗发展呈现出逐渐以自我医疗（自我诊断与照料）为中心的趋势。而传播手段的日益贴身化，临床诊疗技术的数字化，都为自我医疗创造了条件。在"匿名戒酒协会"的"十二诫条"中有一句话叫"empower ourselves"。这个"empower"翻译成中文"用某种事或物来武装自己"最为贴切。这套系列丛书就是把防治痴呆、照护痴呆患者的复杂高深的医学知识用通俗易懂的语言传递给读者，"武装"他们的头脑，希望他们能够更好地预防痴呆，更早地发现痴呆和更好地在家庭中护理好痴呆患者。

做一个合格的医生，是要对他所诊治的每一个患者负责，认真做好临床检查，搜集相关信息，做出合理的临床诊断，谨慎制订治疗策略，仔细关注患者的结局。但是如果要做一名卓越的医生，就需要有更强的使命感和责任心，跳出个体患者的圈子，关心这一类患者的治

疗现状、生存质量和疾病转归。北京大学第六医院的老
年精神病学团队一直向卓越迈进，这套丛书，也是我们
不断进步的一个见证。

于　欣
中国医师协会精神科医师分会首任会长
中华医学会精神医学分会　前任主任委员
WHO/北京精神卫生研究与培训协作中心主任

在中国老龄化加快进程中，全国痴呆患者人数已经达到1000万左右，而我国用于痴呆医疗与照护的专业资源仍相当有限。当前，大部分痴呆患者在家中接受照护，在社会服务资源不足的情况下，为家庭照护者提供照护技能、缓解照护压力，改善痴呆患者及其家庭的生活质量，则显得格外重要。

2000年，我第一次参加阿尔茨海默病（Alzheimer's disease, AD）国际大会，了解到照护者支持的重要性，回国后很快在导师舒良教授指导下组织开展了第一次AD医患家庭联谊会活动。从此，联谊会定期活动，为痴呆患者家属提供团体辅导。它不仅是照护经验交流的重要平台，也是照护压力疏泄的重要场所。20年来，这个平台为无数的家庭提供了高质量的辅导服务，我们的团队成员也积累了丰富的对于家庭照护者辅导的经验。

2011年，在北京市科委首都临床特色应用研究项目重点课题"老年期痴呆患者医院—社区—家庭综合干预研究"的支持下，团队成员在2010年出版的《聪明的照护者——家庭痴呆照护教练书》的基础上，提出"记忆健康进社区"的工作口号，并将多年来的实践经验整理成干预技术操作手册，在社区开展家庭照护者团体辅导试点工作，取得了积极的反响。

应广大家庭照护者及社区工作者的要求，团队成员完善了干预技术操作手册，策划了"记忆健康进社区"系列丛书。这套丛书共包括《痴呆基础知识与筛查基本技能手册》《痴呆居家照护辅导——辅导员工作手册》《痴呆居家照护辅导——家庭照护者学习手册》《照护日记》四本书，为开展社区老年期痴呆筛查、照护者干预与辅导等工作提供了非常实用的工具。

干预技术试点工作的执行与实施得到了北京大学第六医院于欣、王向群、李涛、李霞，记忆健康360工程洪立、燕青，北京市华龄颐养老年心理服务中心杨萍，北京市朝阳区第三医院马万欣，首都医科大学北京安贞医院贺建华、张娜，北京大学医学部社区卫生服务中心孙凌波、韩方群，北京科技大学社区卫生服务中心李素君、黄伟，清华大学社区卫生服务中心郝丽、吴丹，北京理工大学社区卫生服务中心刘海燕、辛彦君，丰台区铁营医院孙培云、李宁，北京语言大学社区卫生服务中心郭青、李倩，北京精诚泰和医药信息咨询有限公司武海波等机构和人员的大力支持，在此一并致以谢意！

这套丛书的策划、编辑以及出版工作得到了北京大学医学出版社许立老师的大力支持，特致谢意！

干预技术来源于记忆中心"AD医患家属联谊会"20年来工作的实践经验，对联谊会所有工作人员、坚持参加干预辅导的痴呆患者及其家属表示由衷的敬意和谢意！

最后，也特别希望这套丛书能让生活在社区的患者更早得到及时诊断和治疗，并有机会接受高质量的全程管理，减轻家属的照护负担，获得更好的生活品质！

特别鸣谢
北京市科委首都临床特色应用研究项目的资助！

王华丽

目录

筛查工具使用指导

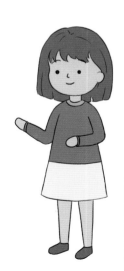

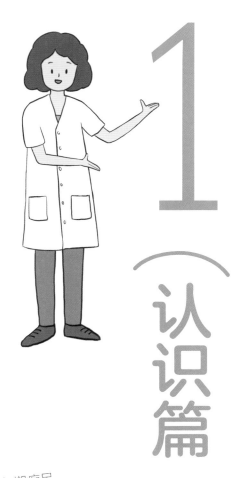

1

（认识篇

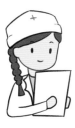

什么是老年期痴呆

AD十大征兆

AD的演变过程

轻度认知损害与AD的关系

⊘ 什么是老年期痴呆

　　痴呆是由于各种原因导致大脑病变从而造成大脑功能衰退。患者可以表现出记忆力、理解能力、语言能力、判断能力以及抽象思维等多种大脑功能减退，病情严重的甚至连日常生活能力也受到损害，一部分患者还会有情绪和行为方面的问题。

　　老年期痴呆的类型很多，其病因也各有不同。主要分为三大类：

1 阿尔茨海默病
（Alzheimer's disease，AD）

　　阿尔茨海默病是最常见的类型。这是一种大脑退行性疾病，其病因未明。年龄越大，患病的风险就越高。目前尚无根治办法。病情逐渐进展性恶化。

2 血管性痴呆
（vascular dementia）

　　血管性痴呆是由于脑卒中或脑血管病造成认知功能受损而引起。病情一般为阶梯式进展。

3 其他原因所致痴呆

　　其他原因所致的痴呆，如帕金森病、艾滋病、脑肿瘤等。此外，抑郁症、营养不足、甲状腺功能低下、维生素B$_{12}$缺乏、脑外伤等也可以是造成痴呆的原因。

国际阿尔茨海默病协会2019年发布的报告中指出，大约每3秒钟就会出现一个新的痴呆患者。目前全世界大约有5000万痴呆患者，其中有80%~90%的患者尚未得到诊断和治疗。

✅ AD十大征兆

世界卫生组织与国际阿尔茨海默病协会曾共同公布了早期发现痴呆的十大征兆。如果老人出现这些情况，应高度警惕是否患了老年痴呆，应该找专业医生进一步检查，以便进行更为准确的诊断。

1 近记忆丧失影响工作能力

偶尔忘记某件事或电话，但事后能重新回忆起来，这是正常的表现。但是痴呆患者可能经常忘事，而且事后并不能再回忆起来，甚至否认自己存在记忆障碍，或因记忆差而影响工作生活。

2 难以胜任家务

正常情况下，如果我们很忙的话，注意力会时不时分散。但是，痴呆患者可能会帮着做些家务，实际上却总是越搞越糟，总在帮倒忙。

3
语言问题

任何人都有可能有时难以找到合适的词语来表达自己的意思。但痴呆患者可能会严重到忘记单个的词语或找不到合适的词语来替代，结果旁人无法理解他所表达的意思，严重的甚至叫不出常用物品的名称。

4
时间和地点
定向力障碍

痴呆患者会在自己熟悉的路上迷路，不知道自己身处何处，或根本不知道现在是什么季节，也不知道年份、月份、日期等。

5
判断力
变差或下降

痴呆患者做一些不合适的判断，例如经常上当受骗。日常穿着也可能不恰当，比如同时穿着好几件衬衫或短袖，把内衣穿在毛衣的外面。

6
抽象思维障碍

痴呆患者做事缺乏计划性和条理性。有的患者无法完成计算测验。

7 将东西放错地方

痴呆患者可能将东西放在特别不合适的地方，如把熨斗放在冰箱里，把手表放在糖碗里。

8 情绪或行为改变

痴呆患者会出现抑郁、焦虑，严重的患者情绪波动非常迅速，安静的时候会毫无原因哭泣，甚至极为愤怒。

9 性格改变

痴呆患者的性格改变非常显著。他们会变得极为敏感多疑或非常恐惧，性格会变得越来越暴躁、固执。

10 主动性丧失

痴呆患者会表现得极为被动，需要不断提示或督促才能参与活动，经常终日无所事事，在家无目的地晃来晃去。

识别痴呆早期症状，早期诊断对及时治疗非常重要。

⊘ AD的演变过程（图1-1）

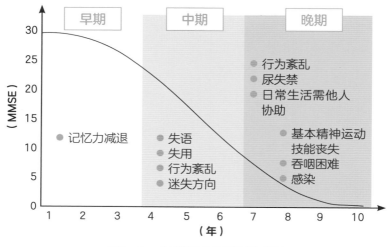

图1-1　AD演变过程的模式图

这个模式图，科学地显示了AD在疾病发展过程中患者病情变化的不同表现。

早期 ＞ 患者主要表现为学习新知识的能力下降、健忘，刚做过的事情或说过的话很快忘记，经常重复问同一个问题，个别人会记不清年月日。

中期 ＞ 患者不仅记忆力越来越差，最近发生的事情基本上不能回忆；会逐渐丧失时间观念，对地点的辨别能力也越来越差；语言表达时会出现找词困难，过去善于使用的形容词或比喻句用得越来越少，经常到嘴边的话只说半句；以前很熟悉的事情现在做不好，比如简单的沏茶倒水，患者也会把顺序搞错。一部分患者会出现行为改变，比如由于记忆差找不到自己的东西，便会开始怀疑是否被别人偷走了。

晚期 ＞ 患者记忆力进一步减退，甚至连过去的经历也大部分遗忘，比如不知道自己有几个孩子，甚至不记得自己的年龄，不认识家人，如把自己的丈夫说成是"爸爸"，把女儿叫成自己的"姐姐"或"妹妹"。大部分患者会出现更多的行为问题，会更容易发脾气，甚至有动手打人的情况。患者的生活能力通常进一步衰退，很多家务活都做得不如以前，甚至有的连自理能力也变得很差，不能很好地照顾自己的饮食起居。

终末期 ＞ 到了病情的终末期，患者几乎完全依靠他人照顾。有的出现行动困难，需要坐轮椅或者长期卧床，需要家人全天护理。

✅ 轻度认知损害与AD的关系（图1-2）

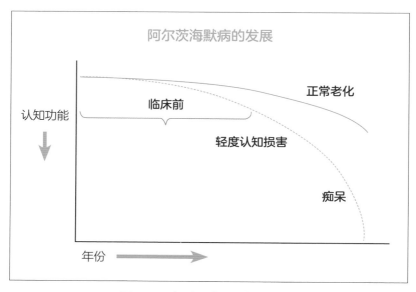

图1-2　轻度认知损害与AD的关系

（编译自：Sperling RA, et al. Alzheimer's & Dementia. 2011; 7(3):280-292）

　　20多年前，在研究AD的同时，专家们提出"轻度认知损害"（mild cognitive impairment，MCI）的概念。目前，大家普遍认为，轻度认知损害是介于正常老化和早期痴呆之间的过渡阶段。其中，遗忘型MCI最常见，发展为AD的风险高于健康老人。

　　遗忘型MCI是指老人出现记忆问题，但其他认知功能还不受影响，能维持正常的生活功能，且不符合痴呆的诊断标准。

　　由于遗忘型MCI的老人未来发展为AD的概率比认知功能正常的老人高5～10倍，因此，虽然目前还没有药物可以预防轻度认知损害向AD的演变，但是对轻度认知损害的老人进行追踪观察，可以更敏感地发现向AD转变的时间点，从而使患病老人可以更早期地得到诊断和治疗。此外，也有研究表明，对轻度认知损害的老人进行生活辅导，开展认知训练，在一定程度上对未来发展为AD具有保护作用。

　　此外，还有一些因素会增加轻度认知损害的发生风险，包括：

缺乏运动

缺乏社交活动

基因/遗传影响

抑郁

缺乏脑力锻炼

受教育程度低

血管性因素
（如高血压、糖尿病、高血脂等）

……

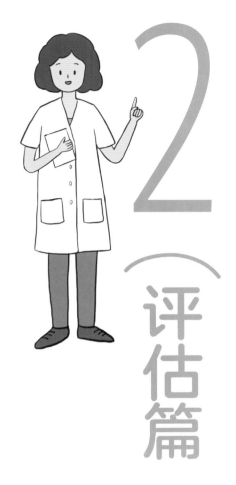

2

（评估篇

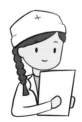

概述

适合于社区使用的常见评估工具

⊘ 概述

不少上了年纪的朋友常常会说"记忆大不如前"。到了老年，更多的人会担心自己得了痴呆。记忆稍微有点问题，就会增加老人的顾虑，反过来，情绪越紧张，也会使老人的记忆显得更差。

其实，并非每一个上了年纪的老人都会得痴呆，大部分人的记忆衰退是与老化相关的记忆衰退，或是轻度认知损害的表现。

轻度认知损害是一种大脑功能减退的极早期表现，和同龄人相比，或者和自己过去几年的情况相比，老人会出现明显的记忆衰退。除此之外，其他脑功能衰退的表现并不突出，因此，老人往往能够保持正常的生活能力，参与社会活动。

轻度认知损害（mild cognitive impairment, MCI）
轻度认知损害的老人可能会想不起不久前见过面的人的姓名，不能顺利回想起他们对话的内容，或者有经常忘记东

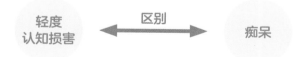

轻度认知损害老人不需要寻求社交和生活上的帮助，仍然能够保持独立完成日常生活活动的能力

痴呆患者随着记忆力的持续衰退，完全独立参加社交活动以及进行日常生活活动的能力逐渐减退，需要他人或多或少的帮助

西放在哪里的倾向。不少老人可能会意识到自己的问题，往往利用记事本、日历或便签条来提醒自己。

美国梅奥诊所的罗纳德·彼得森教授（R. Petersen, 2003）提出轻度认知损害的诊断标准，主要包括：

● 老人及其家人都反映有记忆衰退的现象
● 日常生活活动正常
● 记忆测评发现记忆功能减退
● 医生评估确定还没有达到痴呆的诊断标准

轻度行为损害（mild behavioral impairment, MBI）

有的老年人在出现痴呆前5~10年，或者伴随着记忆力的下降，很早就已经有兴趣减退、抑郁、焦虑，易怒、烦躁、固执、偏执、无故地吵闹、骂人甚至怀疑别人偷自己的东西、怀疑配偶有外遇等情绪行为异常的变化。这一类精神行为的变化也是痴呆早期信号之一，也是大部分痴呆老人因此而就诊的原因之一。

早期常见的精神行为变化主要有以下几种表现：

1

动机下降

如变得不大主动和积极；比以前懒散；对那些通常会引起他兴趣的话题不再好奇甚至是不再关心任何事；和平时比起来，少了些温情。

2 情绪失调

如显得悲伤或情绪不高，经常流泪，变得不太能够体验到愉快的感觉，而有些人会感觉特别紧张，不能放松，发抖或出现惊恐症状。

3 冲动控制困难

如变得容易激动，喜怒无常；变得不讲道理或好争辩；做事情似乎不考虑后果；变得更加固执，不愿听取别人的意见。

4 与人相处格格不入

如不再关心别人的感受；社交判断力下降，在公共场合不注意自己的言谈举止。

5 出现幻觉、妄想

如坚信自己有危险，认为有人要偷他的东西，经常把东西藏起来；对别人的意图和动机有些多疑。

　　老人如果发现自己出现轻度认知损害或轻度行为损害的表现，应和身边的亲人或朋友讨论，或者直接找记忆专家咨询。

　　专家建议为轻度认知损害、轻度行为损害及痴呆患者提供的完整评估。应该包括以下内容：

摔跤风险

心理与行为
状况

日常生活
能力

认知
能力

......

照顾者
心理健康

营养状况

家居环境

　　评估可由医生、专业测评员或者社工来进行，其中一些评估工具可以辅助诊断轻度认知损害、轻度行为损害和痴呆，还有一些评估工具可以帮助了解痴呆各种表现的严重程度。目前国内能够提供此类完整评估的专业机构为数还不多。

⊘ 适合于社区使用的常见评估工具

- 痴呆知情者评定问卷AD 8：主要由社区医生或社工对老人的亲属进行询问而加以评估。
- 简明社区痴呆筛查量表（community screening instrument-dementia，CSI-D），可由社区医生或社工评估。

- 简易精神状态检查（mini-mental state examination，MMSE）：可由社区医生或专业测评员评估。
- 知能筛检测验（cognitive ability assessment Instrument，CASI）：可由社区医生或专业测评员评估。
- 蒙特利尔认知评估量表（Montreal cognitive assessment，MoCA）：主要由社区医生或专业测评员进行评估。
- 日常生活能力量表（activities of daily living, ADL）：主要由社工进行评估。
- 心理及行为评估：包括老年抑郁症状问卷（geriatric depression inventory，GDI）、老年抑郁量表（geriatric depression scale，GDS）、神经精神科问卷（neuropsychiatric inventory，NPI）、轻度行为损害清单（mild behavioral impairment-checklist，MBI-C）等，由社工或社区医生评估。
- 家居环境评估：主要由社工评估。
- 营养状况评估：由社工评估。
- 平衡能力自评：主要由社工询问老人或其亲属而进行评估。
- 照顾者心理健康评估：包括照料者负担问卷（caregiver burden inventory, CBI）、抑郁（self-rated depression scale，SDS）与焦虑自评量表（self-rated anxiety scale, SAS）等，由社工进行评估。

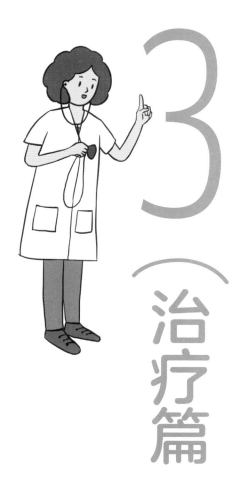

3（治疗篇

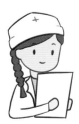

药物治疗

非药物干预

预防

⊘ 药物治疗

目前还没有药物可以根治痴呆，但药物可以使一部分轻度痴呆症状（包括认知症状和行为症状）得到改善，对中重度痴呆患者能有效延缓疾病的进展。

目前我国药品监督管理部门批准用于治疗AD的药物主要有胆碱酯酶抑制剂和NMDA受体拮抗剂。

胆碱酯酶抑制剂	主要提高胆碱能神经元的功能以改善认知功能	多奈哌齐
		重酒石酸卡巴拉汀
		加兰他敏
NMDA受体拮抗剂	主要降低谷氨酸能神经兴奋毒性，从而改善神经认知功能	美金刚

目前AD的治疗药物被允许在各级医院使用，因此，这类药物主要由记忆障碍专业医生制订方案并开具处方。在专家的督导下社区医生也可开处方。社区医生可在老人随访过程中鼓励患者坚持服药，保证其药物治疗的依从性，这一做法对于改善患者的预后和结局同样具有很重要的意义。

⊘ 非药物干预

痴呆的非药物干预与药物治疗同样具有重要的角色。非药物干预主要是指日常生活技巧训练、各类小组式治疗（如记忆训练、音乐训练）以及改善家居环境等。很多科学研究都已经证实多种非药物干预方法能有效改善痴呆患者的情绪和行为问题。

⊘ 预防

对大多数老人而言，轻度记忆减退或轻度认知损害更普遍。如果老人能对此情况及早察觉，多参与社交活动，进行体能和智力训练，多做些激活大脑功能的活动，可能更有利于维持自己的大脑功能，从而降低脑功能迅速衰退的风险。

世界卫生组织（WHO）2019年发布的《认知衰退与痴呆的风险防控指南》推荐的预防措施见下表。

危险因素防控措施建议表

风险防控措施	建议内容	证据质量	推荐强度
体力活动	应该向认知正常的成年人推荐体力活动，以降低认知衰退的风险	中等	强推荐
	可以向轻度认知损害成年人推荐体力活动，以降低认知衰退的风险	低	有条件推荐
戒烟	应该向吸烟的成年人提供戒烟干预措施，因为除了预防其他健康获益之外，还可能降低认知衰退和痴呆的风险	低	强推荐
营养干预	可以向认知正常和轻度认知损害的成年人推荐地中海饮食，以降低认知衰退和（或）痴呆的风险	中等	有条件推荐
	应根据WHO关于健康干预的建议，向所有成年人推荐健康均衡的饮食	低-高（取决于不同饮食成分）	有条件推荐
	不建议使用维生素B和维生素E、多不饱和脂肪酸和复合补充剂来降低认知衰退和（或）痴呆的风险	中等	强推荐
酒精使用障碍干预	应向认知正常和轻度认知损害的成年人提供在减少或停止危险性和有害性饮酒的干预措施，以减少认知衰退和（或）痴呆的风险以及其他健康获益	中等（基于观察性证据）	有条件推荐
认知干预	可以向认知正常和轻度认知损害老年人提供认知训练，以降低认知衰退和（或）痴呆的风险	很低到低	有条件推荐
社交活动	没有足够证据证明社交活动与认知衰退/痴呆的风险降低有关		
	社会参与和社会支持与整个生活中的健康和福祉密切相关，应在整个生命历程支持社会融入		

续表

风险防控措施	建议内容	证据质量	推荐强度
体重管理	对中年超重和（或）肥胖的干预，可能降低认知衰退和（或）痴呆的风险	低到中等	有条件推荐
高血压管理	根据现有WHO指南，向患有高血压的成年人提供高血压管理	低到高等（针对不同的干预措施）	强推荐
	向患有高血压的成年人提供高血压管理，以降低认知衰退和（或）痴呆的风险	非常低（与痴呆结局相关）	有条件推荐
糖尿病管理	根据现有WHO指南，应用向糖尿病患者提供药物和（或）生活方式干预，进行糖尿病管理	非常低到中等（针对不同的干预措施）	强推荐
	对患有糖尿病的成年人提供糖尿病管理，可能降低认知衰退和（或）痴呆的风险	非常低	有条件推荐
血脂异常管理	对中年血脂异常的管理可能降低认知衰退和（或）痴呆的风险	低	有条件推荐
	目前没有足够证据支持使用抗抑郁制剂可降低认知衰退和（或）痴呆风险		
抑郁管理	应依据现有WHO缩小精神卫生诊治差距指南，向抑郁症患者提供抗抑郁剂和（或）心理干预以达到抑郁症管理		
	没有足够的证据支持使用助听器可降低认知衰退和（或）痴呆的风险		
听力下降管理	应按照WHO老年人整合照护指南中的建议，向老年人提供筛查及助听器，以便及时识别和管理听力丧失		

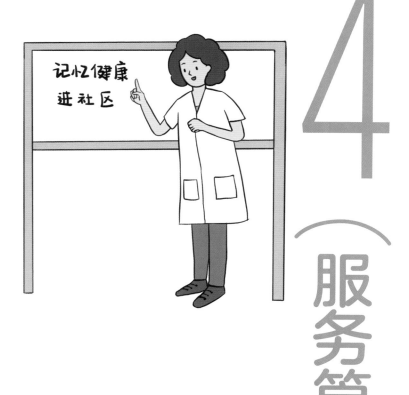

记忆健康
进社区

4

服务篇

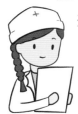

普及疾病知识，加强健康宣教

开展认知筛查，建立脑健康档案

推动三级转诊，促进早期诊治

进行家庭辅导，提高照料技能

建设痴呆友好化社区

✓ 普及疾病知识，加强健康宣教

健康教育是传播痴呆防治知识的重要途径，是实施痴呆防治工作的重要环节。健康教育的对象是广大群众，重点是中老年人群，通过各种途径（声像、网络、语言、文字、书画、图片、文艺等）的健康教育，提高人群对痴呆防治知识的知晓率和对痴呆的识别率，提高人们的自我保健能力，在必要时能够给予他人或得到他人的适当帮助，从而达到主动预防、早期发现、及时就医、积极治疗和提高生活质量的目的。

"关注脑健康"——社区宣传手册范本，以简练的语言介绍了老年人的生理特点、心理特点，以及如何保持身心健康以及良好记忆，并采用卡通形象介绍了老年期痴呆的早期表现、自测，以及治疗方法等知识，可以广泛使用。

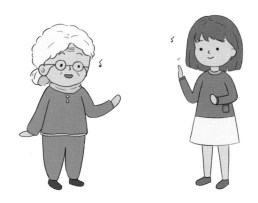

附 关注脑健康——社区宣传手册

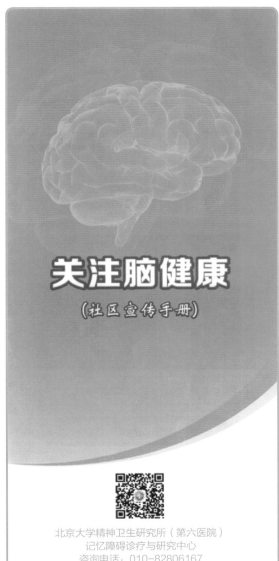

关注脑健康

（社区宣传手册）

北京大学精神卫生研究所（第六医院）
记忆障碍诊疗与研究中心
咨询电话：010-82806167

您了解自己的大脑吗？

人脑分为四个主要区域:
额叶、顶叶、颞叶和枕叶，分别掌管着各种活动功能:

额叶: ★
与推理、计划、情感、问题解决以及部分的言语和运动（运动皮质）有关

★ **顶叶:**
与触觉、压力、温度和疼痛的感知有关

颞叶: ★
与感知，辨认听觉刺激（听觉）和记忆（海马区）有关

★ **枕叶:**
与视觉有关

脑老化表现:

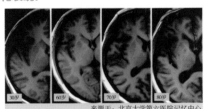

30岁　60岁　70岁　80岁

来源于: 北京大学第六医院记忆中心

关注您的脑健康，刻不容缓!

**北京大学精神卫生研究所（第六医院）
记忆障碍诊疗与研究中心**

记忆门诊	记忆测查与评估	辅助检查	AD家属联谊会
国内一流的老年心理卫生专家为您提供专业的诊疗服务	采用规范的记忆与情绪评估工具，为您定期提供全面测评	通过磁共振、PET、血液或脑脊液确认有无脑部萎缩、出血及其他早期病变	为您搭建人性化痴呆照护经验交流平台

老年人的生理特点

感觉迟钝，"耳背眼花"；运动速度、准确性和协调性发生减退，动作缓慢，步态不稳，动作变得笨拙；易患多种疾病。

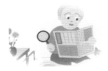

面临离退休、失去亲人等生活事件，变得孤独，固执；心理功能衰退，出现记忆力下降，灵活性降低，反应迟钝，学习新事物的能力降低等。

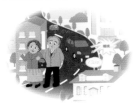

减少风险 预防痴呆

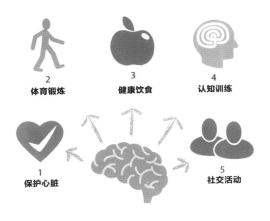

2 体育锻炼 3 健康饮食 4 认知训练

1 保护心脏 5 社交活动

痴呆的早期表现

★ 记忆障碍——最早期及最突出的表现，尤其是对新发生的事情特别容易忘记

★ 言语障碍，常见找词困难、用词不当、命名障碍

★ 外出容易迷路

★ 理财能力下降

★ 脾气变化，暴躁易怒，或主动性下降，表现被动懒惰

★ 判断能力下降

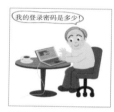
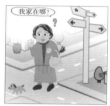

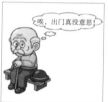
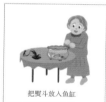

脑机制

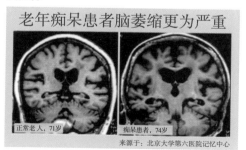

认知功能自评

以下各条目是指最近几年内（没有具体时间限制）由于认知（思考或记忆）问题而不是躯体问题引起的改变。

记住"是，有改变"表示在过去几年中有因认知（思考和记忆）问题导致的改变	是，有改变	不是，没有改变	N/A，不知道
1. 判断力有困难：例如容易上当受骗，落入圈套或骗局,财务上不好的决定，买了不合适的礼物等			
2. 对业余爱好、活动的兴趣下降			
3. 反复重复相同的事情（例如：提同样的问题，说或做同一件事，或说相同的话）			
4. 学习如何使用工具、电器或小器具（例如电视，洗衣机，空调，煤气灶，热水器，微波炉，遥控器等）方面存在困难			
5. 忘记正确的月份和年份			
6. 处理复杂的财务问题存在困难（例如平衡收支，存取钱，缴纳水电费等）			
7. 记住约定的时间有困难			
8. 每天都有思考和（或）记忆方面的问题			

回答"是，有改变"的项目在2项或2项以上，建议到记忆门诊进一步检查。

痴呆患者的药物与非药物干预

药物干预：
目标：延缓痴呆发展/改善认知能力和日常活动能力/减少及治疗精神行为症状。

非药物干预：

★ 日常生活能力的训练

★ 认知和生活技能训练

★ 增进交流：谈话时注视对方，言语温柔，速度要慢，一次说一件事，不要与其争论或企图纠正，不要勉强其做不愿做的事情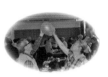

★ 居家照料者的干预：可参加自助团体和支持团体，如家属联谊会

献给痴呆患者家属
——给自己留出时间，关心您自己！

痴呆照料者会受到哪些影响？
最常见的是：紧张、抑郁、内疚、孤独感。

参加AD家属联谊会的好处
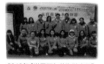
★ 分享体会和经历

★ 提高自我价值感

★ 减少孤独感

2019年"世界阿尔茨海默病月"
主题活动合影

★ 在适当的条件下从别人那学习经验

★ 了解自己所能够得到的一些资源

★ 从其他照料者那里接受鼓励和支持

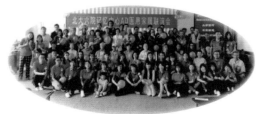
AD医患联谊会活动合影

⊘ 开展认知筛查，建立脑健康档案

早期筛查与识别痴呆患者是痴呆二级预防的重要策略。社区医生、志愿者等掌握痴呆的常见早期症状和早期筛查的评估技能，对所管辖区域的老年人群进行精神状态及智能状况的筛检，有利于痴呆的早期发现。

另外，建立脑健康档案、定期对老人的认知功能进行追踪调查，有助于社区医疗机构对老人罹患痴呆的相关危险因素进行监测，也有利于社区医生采用流行病学的科学方法更系统地掌握所辖社区老人痴呆的患病率、发病率、分布特点、危险因素、残疾情况、治疗及康复情况等相关特征，为预防、治疗、康复工作提供科学依据。因此，建议社区医疗机构在记忆障碍诊治专业机构的指导下，尽可能系统地建立社区老年人脑健康档案，将认知筛检工作纳入社区老年卫生保健的一项常规工作。

✅ 推动三级转诊，促进早期诊治

目前的研究表明，痴呆患者越早诊断，越早得到治疗，其远期预后越好。

因此，通过认知筛检工作发现的可疑早期痴呆患者，社区医生应该积极做好老人及其家属的工作，将其转诊至附近记忆中心或记忆门诊进行系统评估和检查，争取早期明确诊断，使患者能接受系统的早期治疗。

如图4-1所示，**最适宜的转诊时机是老人刚出现轻度认知能力下降的时候**。一旦老人已经出现严重的认知能力损害、生活能力下降，甚至出现很多行为问题的时候，虽然仍应转至专科机构进行系统诊治，但已错过了最佳的早期治疗的时机。因此，我们不推荐到如此严重的时候才转诊。

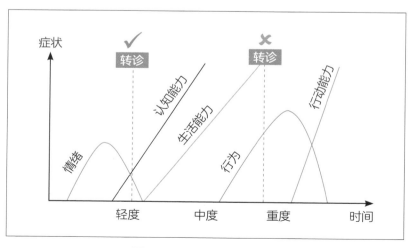

图4-1　转诊时机的选择

当老人在记忆中心得到专家指导、制定了系统的诊治方案后，社区医生应与记忆中心（或门诊）建立更好的联盟，对患者定期进行家庭访问，提供相应的咨询服务和健康指导。

☑ 进行家庭辅导，提高照料技能

由于80%以上的痴呆患者都在家照看，因此，家庭在痴呆治疗中的作用非常重要。

我国《老年期痴呆防治指南》强调，痴呆的规范化治疗规程中应坚持"三管齐下"，即科学的药物治疗、系统的社会心理干预以及规范的照护者（多数为家属）支持与辅导。

社区医生可以与专科机构建立全程管理联盟，与社区服务团队合作，对患者及其家庭成员做好健康教育、医护指导和咨询服务工作，以减轻患者和家属的精神负担，增强其战胜疾病的信心。此外，可以在专业机构的指导下，为患者照护者及为其提供各种服务的人员（如保姆）进行照料、护理、治疗、康复等方面的指导和培训；通过开展家庭教育，传授相关知识及应对患者异常行为的技巧；同时，也对照护者提供情感支持，改善照护者本身的心身健康状况。

本套"记忆健康进社区"丛书是首次由我国专业服务人员开发的，已在社区验证其文化适应性的基于社区的照料者干预技术，适宜通过培训社区医生和服务人员，由专家指导在社区开展照护者干预与支持团体。

☑ 建设痴呆友好化社区

2017年世界卫生大会正式通过的《痴呆（失智症）公共卫生应对策略全球行动计划（2017—2025）》将建设痴呆友好化社区列为全球计划七项重点工作之一。建设友好化社区的主要目标是：① 降低病耻感，增进民众对痴呆的理解；② 对患者及其家庭给予包容，鼓励其参与社区生活，激发其康复潜能。

如图4-2所示，患者是友好化社区的基本核心，通过改善社区环境、相关组织与部门的参与以及多部门的支持与集体行动，将有利于推进痴呆友好化社区的建设。

社区卫生机构作为患者的主要服务群体之一，提供及时诊断和早期治疗，是实现友好化社区建设的关键要素。鼓励社区医生通过系统完善的培训，为所辖社区居民提供及时诊断和治疗，并为患者提供诊断后支持，如康复、营养指导等。此外，社区卫生中心与居委会、居家养老服务站等机构合作，开展公众健康教育、老年认知训练、照护者辅导和支持等工作，也是友好化社区建设的重要内容和形式。

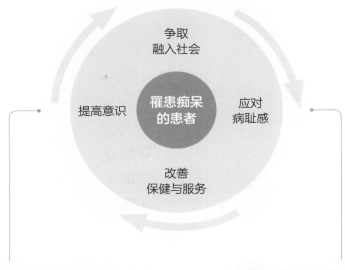

社区

物理和社会环境需要结合和关注
罹患痴呆的患者需求，从而支持
他们在社区生活更有目标和价值

争取
融入社会

提高意识 罹患痴呆 应对
的患者 病耻感

改善
保健与服务

伙伴关系

社会变革需要政府、非政府组
织（NGOs）、全国性和地方
性阿尔茨海默病协会、社区团
体以及机构的多方协作，形成
合作伙伴关系，群策群力

组织

各个机构和组织、商业组织、
医疗机构和社区组织都应该
极力包容患者生活在社区的
需求，并对其做出响应

图4-2 建设痴呆友好化社区

（引自：国际阿尔茨海默病协会．建设痴呆友好化社区：关键原则．2016.4.）
澳大利亚阿尔茨海默病协会提供，中国老年保健协会阿尔茨海默病分会翻译及
校对

参考文献

1　于欣. 老年精神病学. 北京：北京大学医学出版社，2008.

2　于欣. 老年精神医学新进展. 北京：人民军医出版社，2011.

3　Petersen RC. Mild Cognitive Impairment: Aging to Alzheimer's Disease. New York: Oxford University Press, 2003.

4　Sperling RA, Aisen PS, Beckett LA, et al. Toward defining the preclinical stages of Alzheimer's disease: recommendations from the National Institute on Aging-Alzheimer's Association workgroups on diagnostic guidelines for Alzheimer's disease. Alzheimer's & Dementia, 2011, 7:280-292.

5　Wang H, Xie H, Qu Q, et al. The continuum of care for dementia: needs, resources and practice in China. Journal of Global Health, 2019; 9: 020321.

5

筛查工具（使用指导）

- AD 8 痴呆早期筛查问卷
- 简明社区痴呆筛查量表
- 简易精神状态检查
- 画钟测验
- 轻度行为损害清单
- 其他

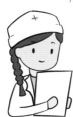

　　为了能在早期发现痴呆患者，一些对老人记忆力、思考能力等脑力进行检查的筛查工具具有很好的使用价值。

　　这些工具有的是对老人或熟悉老人情况的人进行询问，也有的是需要老人做一些操作，根据得分表现来发现早期痴呆患者。

　　本使用手册介绍六个常用的痴呆早期筛查工具。

编号	筛查工具名称
1	AD 8 痴呆早期筛查问卷
2	简明社区痴呆筛查量表（CSI-D）——老人测试部分
3	简易精神状态检查（MMSE）
4	画钟测验
5	轻度行为损害清单（MBI-C）
6	其他 　知能筛检测验（CASI） 　蒙特利尔认知评估量表（MoCA）

✅ AD 8 痴呆早期筛查问卷

　　AD 8是一项非常简单易行的痴呆早期筛查工具，由美国华盛顿大学编制，一共8个问题，通过向了解老人情况的人（如家属或者保姆）询问老人在过去几年来记忆力、判断能力以及生活能力等情况，评估老人过去几年中因用脑思考或者记忆问题导致这些能力是否发生变化，从而判断老人是否存在痴呆早期的表现。

　　整个问卷询问所需时间不足3分钟。

　　国内外多项研究中发现，这个问卷能够很好地发现早期痴呆的病例。如果老人出现2种或2种以上的能力改变，就高度怀疑他可能有早期痴呆的表现，建议老人应尽早到记忆中心进行专业诊断和评估，以免贻误早期治疗。

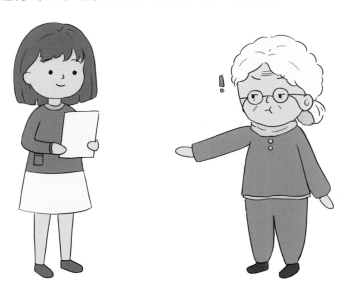

AD 8 痴呆早期筛查问卷

请选择老年人在过去几年中因用脑思考和记忆问题是否出现以下各种能力的改变。

		有改变	无改变	不知道
1	判断力有困难：例如容易上当受骗，落入圈套或骗局，财务上不好的决定，买了不合适的礼物等			
2	对业余爱好、活动的兴趣下降			
3	反复重复相同的事情（例如：提同样的问题，说或做同一件事，或说相同的话）			
4	学习如何使用工具、电器或小器具（例如电视、洗衣机、空调、煤气灶、热水器、微波炉、遥控器等）方面存在困难			
5	忘记正确的月份和年份			
6	处理复杂的财务问题存在困难（例如平衡收支、存取钱、缴纳水电费等）			
7	记住约定的时间有困难			
8	每天都有思考和（或）记忆方面的问题			
	AD 8 总分			

操作指导

1 最好询问了解老人情况的人（如家属或保姆）；如果没有家属或保姆，对于可疑极轻度痴呆的患者，也可以问患者本人。

2 可以交给了解老人情况的人自己填写，也可以当面或通过电话大声地读给他听，由他做出选择。

3 如果是读给了解老人情况的人听时，筛查员一定要强调是由于用脑子思考或记忆问题引起的变化，而不是由于躯体疾病（如骨折、感冒等）引起的变化。每个问题之间需要有1秒钟左右的延迟，以免被询问者将前后问题搞混淆。

4 老人出现能力的变化不要求有固定的时间界限，可以是几个月，也可以是一两年，甚至可以是好几年。

5 任何一个问题回答"有改变"均计1分，所有问题计分总和为AD 8总分。

若AD 8总分≥2分，就高度怀疑老人可能有早期痴呆的表现，建议老人应尽早到记忆中心进行专业诊断和评估。

参考文献

1　Galvin JE, Roe CM, Powlishta KK, et al. The AD 8: a brief informant interview to detect dementia. Neurology, 2005, 65(4):559-564.

2　Galvin JE, Roe CM, Coats MA, et al. Patient's rating of cognitive ability. Using the AD 8, a Brief Informant Interview, as a Self-rating Tool to Detect Dementia. Arch Neurol. 2007, 64(5):725-730.

3　李涛，王华丽，杨渊韩，等．中文版《AD 8》信度与效度的初步研究．中华内科杂志，2012，51(10):777-780.

⊘ 简明社区痴呆筛查量表（CSI-D）——老人测试部分

痴呆社区筛查量表（community screening instrument-dementia, CSI-D）是迄今为止在不同中低收入国家中广泛验证了的痴呆筛查工具。包括受试者及知情者评估两部分。现有研究提示，CSI-D有可能是一个与被试文化程度无关的痴呆筛查量表。

简明社区痴呆筛查量表是在完整版的基础上通过对项目的筛减派生而成的，操作简单，可作为初级卫生机构的痴呆筛查工具，非专业的卫生工作人员也可以使用。在流行病学研究中也很有用，尤其是在两步法诊断痴呆的第一步中进行大量人群的痴呆筛选时。在这种情况下，选择简版CSI-D与文化程度无关的痴呆筛查工具，可以减少由于文盲的原因而导致的假阳性病例过多的情况，从而大大减轻了工作量。

简明CSI-D受试者评估部分评分范围为0~9分，其中4分及以下高度提示痴呆，7~9分表示正常，而5~6分往往需要增加知情者访谈，获取额外信息，辅助诊断评估。

1. 现在我告诉您三个词语，请您在我说完以后重复。

小船——房子——鱼

2. 检查者——在第一次重复中被试记住了几个？第一次测验结果：

　　□没有记住　□记住1个　□记住2个　□记住3个

　　然后继续重复这三个词，直到被试能全部正确地记住它们，但最多6遍，然后说："好！现在请记住这些词，过一会我还要问您"。

		对 （1）	错 （0）	不能回答 （0）
3.	检查者指着自己的肘部问： 我们把这个叫做什么？	☐	☐	☐
4.	锤子一般用来做什么？ （答案：钉钉子或类似意思）	☐	☐	☐
5.	您这附近最近的市场/商店 在哪里？	☐	☐	☐
6.	今天是星期几？	☐	☐	☐
7.	现在是什么季节？	☐	☐	☐
8.	请先指一下窗户再指一下门	☐	☐	☐
9.	请您说出我之前告诉您的三 个单词？			
9.1	小船	☐	☐	☐
9.2	房子	☐	☐	☐
9.3	鱼	☐	☐	☐

计分方法：第1题和第2题不计入总分，其余7道题的分数相加得到量表总分。

检查者记录：

完成简明社区痴呆筛查量表的时间：＿＿＿＿分钟

计算简明社区痴呆筛查量表的评分＿＿＿＿分

如果总分在7分或更低，则可疑认知障碍，建议进行全面认知评估，由专业人员进行诊治。

⊘ 简易精神状态检查（MMSE）

简易精神状态检查（mini-mental state examination，MMSE）由Folstein等于1975年编制，是最具影响的对认知功能进行检查的工具之一，包含的项目较为广泛，可以检查记忆力、注意力、计算力、语言能力等，能够很好地发现早期痴呆的老人，操作起来非常简单方便，在临床和研究中应用都非常广泛。

该量表简单，操作和计算得分都非常容易，测查人员经过简单规范培训后就可以应用，完成检查大约需要10分钟。国内外的很多研究都发现，MMSE在痴呆的筛查中有很好的实用性，是迄今为止应用最广泛的痴呆筛查量表。

对MMSE进行的多项研究得出不同的界限分（下表），其中张明园等制订的界限分最常用。如果老人的得分在界限分以下，就高度怀疑他可能有早期痴呆的表现，建议老人应尽早到记忆中心进行专业诊断和评估，以免贻误早期治疗。

不同研究中MMSE界限分

	文盲	有文化	
		小学	初中及初中以上
李格等（1988）	≤14	≤19	
张明园等（1989）	≤17	≤20	≤24
张振馨等（1999）	≤19	≤22	≤26

当然，MMSE只是一个辅助工具，并不是说MMSE的分数在界限分以下就说明老人肯定是痴呆，要做出痴呆的诊断还需要更详细的检查，这时一定建议老人到记忆中心就诊。

简易精神状态检查（MMSE）

项目		记录	评分
定向力（10分）	今年是哪一年？		0 1
	现在是什么季节？		0 1
	现在是几月？		0 1
	今天是几号？		0 1
	今天是星期几？		0 1
	您能告诉我现在我们在哪个城市？		0 1
	您住在什么区（县）？		0 1
	您住在什么街道（乡）？		0 1
	这儿是什么地方？		0 1
	我们现在是在第几楼？		0 1
即刻回忆（3分）	现在我要说3样东西的名称，在我讲完之后您重复说一遍，请您记住这3样东西，因为几分钟后要再问您	皮球	0 1
		国旗	0 1
		树木	0 1
注意力和计算力（5分）	请您从100减去7，然后从所得数目再减去7，如此一直计算下去，请把每减一个7后的答案都告诉我，直到我说"停"为止	100−7	0 1
		−7	0 1
		−7	0 1
		−7	0 1
		−7	0 1

续表

项目			记录	评分
延迟回忆 （3分）	现在告诉我，我让您记住的3样东西是什么？	皮球		0 1
		国旗		0 1
		树木		0 1
语言能力 （8分）	命名	请问这叫什么？（手表）		0 1
		请问这叫什么？（铅笔）		0 1
	复述	现在我要说一句话，请您跟着我清楚地重复一遍'四十四只石狮子'"		0 1
	三步命令　现在我要给您一张纸，请您用右手拿这张纸，再用双手把它对折，然后请您将纸放在您的左腿上	右手拿纸		0 1
		两手对折		0 1
		放在左腿上		0 1
	阅读　请您念一念这句话，并且按上面的意思去做	闭上您的眼睛		0 1
	书写　请您写一个完整的句子			0 1
复制图形 （1分）	这是一张图（出示卡片），请您在空白处照卡片图样把它准确地画出来。			0 1
总分				/30

阅读

闭上您的眼睛

复制图形卡片

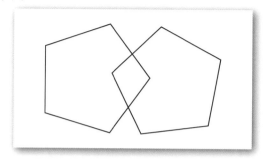

测查时的注意事项：

1　检查没有时间限制。

2　选择安静的环境，不要让其他人干扰检查。

3　因为要检查老人的时间定向力，房间里不要有日历。

4　直接询问老人，可以先与老人聊聊家常，建立亲善关系，使老人感到舒适放松。

5　对老人感到困难的题目，避免给予过多压力，老人容易灰心或放弃，应注意鼓励，但不要给予任何提示。

6　即使在检查开始时就发现老人的认知功能严重损害，也应坚持完成全部检查。

7 测查从指导语开始，注意提问的语速与声高，以便老人能够听清。

检查的指导语和每个题目的检查要求：

"我现在要问您一些问题，来检查您的注意力和记忆力等，大多数问题很容易。"

1 定向力10个题目共10分。直接询问老人，答对一题得1分。日期完全正确得分，对于季节，如果处于两季交替时，则回答两个都算对。

2 即刻记忆：共3分。"现在我要说3样东西的名称，在我说完之后，您重复说一遍，请您记住这3样东西，因为几分钟后要再问您。皮球，国旗，树木"。
3样东西的名称只能说一遍，不得重复，以每样东西1秒钟的时间说出，然后要求老人重复，不要求按次序回答，按第一遍重复的结果计分，每正确一个计1分。如果第一遍有错误，则在计分后再重新说指导语，直到老人能正确复述，但最多只能让老人学习5次。

3 注意力和计算力：共5分。"现在请您从100减去7，然后从所得数目再减去7，如此一直地计算下去，请把每减一个7后的答案都告诉我，直到我说停为止"。
每次的差数是7计1分。如果前一次计算错误，但后面以错数继续计算的结果正确，则后面的计算得分。因为同时检查老人的注意力，所以不要重复老人的答案，不能用笔算。

4　延迟回忆：共3分。"现在告诉我，刚才我要您记住的3样东西是什么？"
每回答正确一个计1分。顺序无关紧要，鼓励但不要给予任何暗示。

5　命名：共2分。出示手表，"请问这叫什么？"出示铅笔，"请问这叫什么？"
答对一题得1分。如果老人只是说这个东西是做什么用的，但说不出东西的名称不得分。

6　复述：共1分。"现在我要说一句话，请您跟着我清楚地重复一遍'四十四只石狮子'"。
只许说一遍，所以要求咬字清楚，要求老人认真听，老人复述清楚准确得分。

7　三步命令：共3分。"现在我要给您一张纸，请您按我说的去做：请您用右手拿这张纸，再用双手把它对折，然后将纸放在您的左腿上"。
每个正确的动作计1分。对折不要求完美，但反复对折视为错误。不要重复说明或示范。

8 阅读：共1分。"请您念一念这句话，并且按上面的意思去做"，出示卡片"闭上您的眼睛"。

老人闭上眼睛得1分。如果老人只是读，却不闭眼，不要提示他们照此执行。如果老人为文盲，不能完成指令，计0分。

闭上您的眼睛

9 书写：共1分。"请您写一个完整的句子"。句子必须有主语、动词、有意义。

10 复制图形：共1分。"这是一张图（出示卡片），请您在空白处照样把它准确地画出来"。

不要说"这是五边形"。如果老人画的五边形有5个边和5个清楚的角，两个五边形交叉处呈4边形就得分。

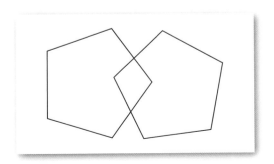

将每个题目的得分相加得出MMSE总分。如果老人是文盲，MMSE总分≤19分，或小学文化，MMSE总分≤22分，或初中和初中以上文化，MMSE≤26分时，建议老人应尽早到记忆中心进行专业诊断和评估。

参考文献

1　Folstein MF, Folstein SE, McHugh PR. "Mini-mental state". A practical method for grading the cognitive state of patients for the clinician. J Psychiatr Res. 1975 Nov; 12(3):189-98.

2　李格，沈渔邨，陈昌惠，等. 简易精神状态量表在不同人群中的试测研究. 中国心理卫生杂志，1989，3:148-151.

3　Zhang MY, Katzman R, Salmon D, et al. The prevalence of dementia and Alzheimer's disease in Shanghai, China: impact of age, gender, and education. Ann Neurol, 1990, 27: 428-437

4　张振馨，洪霞，李辉，等. 北京城乡55岁或以上居民简易智能状态检查测试结果的分布特征. 中华神经科杂志，1999，32:149-153.

⊘ 画钟测验

画钟测验在门诊非常实用，因为它操作简单，检查只需要一两分钟，评分方法简单快捷，对环境要求少，检查结果受老人文化程度、社会经济状况等影响小，是临床中广泛应用的痴呆筛查工具。

画钟测验有很多种计分方法，其中四分法简单易行。

操作方法

画钟测验要求老人在白纸上独立画出一个时钟，并标出指定的时间，例如11点10分或者8点20分。可以向老人说："请您在纸上画一个钟，您先画上钟表盘，再在表盘上标上所有数字，然后把指针指在11点10分（或者8点20分）的位置"。

计分方法

- 画出闭合的圆，1分；
- 将数字安置在表盘上正确的位置，1分；
- 表盘上包括全部12个正确的数字，1分；
- 将指针安置在正确的位置，1分。

如果画钟测验得分≤2分，建议老人应尽早到记忆中心进行专业诊断和评估。

参考文献

1 Brodaty H, Moore CM. The Clock Drawing Test for dementia of the Alzheimer's type: A comparison of three scoring methods in a memory disorders clinic. Int J Geriatr Psychiatry. 1997; 12(6):619-27.

2 沈树红，郭起浩，王少石. 两种画钟测验评估阿尔茨海默病的差异研究. 中国临床心理学杂志2009；17(5):541-543.

✅ 轻度行为损害清单（MBI-C）

评定日期：＿＿＿＿＿＿＿＿＿＿＿＿

评定者：1.临床工作人员　2.知情者　3.被试本人

评定地点：1.临床机构　2.研究机构

　　仅在行为至少持续6个月（连续存在，或间歇出现），而且是与他/她以往长期的行为模式相比出现的变化，才圈选"是"。否则，圈选"否"。

　　请按如下标准评定严重程度：1=轻度（可被觉察，但不是显著的变化）；2=中度（显著变化，但不是剧烈的变化）；3=重度（非常明显或突出、剧烈的变化）。如果一个问题里的条目超过一项，请评估最严重的条目。

此维度描述兴趣、动机和动力	是	否	严重程度
他/她是否对朋友、家人或家庭活动失去兴趣？	是	否	1　2　3
他/她是否对那些通常会引起他/她兴趣的话题不再好奇？	是	否	1　2　3
他/她是否变得不大主动和积极，例如很少主动与人进行交谈或主动让交谈延续下去？	是	否	1　2　3
他/她是否失去了履行自身义务或谋求切身利益的动机？	是	否	1　2　3
和他/她自己平时比起来，是否要少些了温情或者变得缺乏感情？	是	否	1　2　3

续表

此维度描述兴趣、动机和动力	是	否	严重程度		
他/她是否不再关心任何事？	是	否	1	2	3
此维度描述情绪或焦虑症状	**是**	**否**	**严重程度**		
他/她是否变得悲伤或表现得情绪低落？他/她是否常有流泪或快哭的时候？	是	否	1	2	3
他/她是否变得不太能够体验到愉快的感觉？	是	否	1	2	3
他/她是否对自己未来感到渺茫或者说他/她觉得自己是一个失败者？	是	否	1	2	3
他/她是否认为自己是家里的负担？	是	否	1	2	3
他/她是否对一些日常活动（比如聚会、会见朋友等）变得越来越紧张、担忧？	是	否	1	2	3
他/她是否有过感觉特别紧张，不能放松，发抖或出现惊恐症状的时候？	是	否	1	2	3
此维度描述延迟满足和控制行为/冲动/进食的能力，以及/或奖赏的变化	**是**	**否**	**严重程度**		
他/她是否变得容易激动，具有攻击性、易激惹或者喜怒无常？	是	否	1	2	3
他/她是否变得不讲道理地或一反常态地好争辩？	是	否	1	2	3
他/她是否变得更冲动，做事情似乎不加考虑？	是	否	1	2	3

续表

此维度描述延迟满足和控制行为/冲动/进食的能力，以及/或奖赏的变化	是	否	严重程度
他/她是否有性脱抑制的行为或者有性侵犯的行为，例如用一种与他/她个性不符或者可能冒犯他人的方式触碰（自己或他人）、拥抱、偷摸等？	是	否	1 2 3
他/她是否变得更容易沮丧或缺乏耐心？是否在应付时间延误或等待计划好的活动或在等待排队方面存在困难？	是	否	1 2 3
他/她是否在开车时表现出新的鲁莽或者缺乏判断力的行为（如超速行驶，转弯不稳，突然变道等）？	是	否	1 2 3
他/她是否变得更加固执或死板，也就是说，他/她一反常态地坚持自己的方式，或者不愿（或不能）看到（或听取）别人的意见？	是	否	1 2 3
他/她在进食行为方面有没有变化（比如过度饱食，嘴里塞满食物，坚持只吃特定的食物或进食顺序完全一成不变）？	是	否	1 2 3
他/她是否不再觉得食物可口或令人愉悦？他/她是否吃得比以前少？	是	否	1 2 3
他/她是否囤积东西，而他/她过去并不这样？	是	否	1 2 3

续表

此维度描述延迟满足和控制行为/冲动/进食的能力，以及/或奖赏的变化	是	否	严重程度		
他/她是否出现一些简单的重复行为或者强迫行为？	是	否	1	2	3
他/她是否最近无法管控吸烟、喝酒、滥用药物、赌博这些行为，或者开始偷拿店里的东西？	是	否	1	2	3
此维度描述遵循社会规范，懂社交礼仪、社交得体和有同理心	**是**	**否**	**严重程度**		
他/她是否变得不再关心自己的言词或行为会不会影响他人？他/她是否变得对他人的感受不敏感了？	是	否	1	2	3
他/她是否开始公开谈论一些通常不便在公共场合讨论、高度个人隐私的事情？	是	否	1	2	3
他/她是否会说一些以前从来不说的粗话或发表与性有关的粗俗言论？	是	否	1	2	3
他/她是否看起来丧失了他/她以前拥有的社交判断力，而无法在公共场合或私人场合规矩自己的言语和行为？	是	否	1	2	3
他/她是否跟一些完全陌生的人交谈，似乎像认识他们一样，或者打扰他们的活动？	是	否	1	2	3
此维度描述坚定的信念和感觉体验	**是**	**否**	**严重程度**		
他/她是否有一些信念，如坚信自己有危险，或者有其他人正打算要伤害他/她，或者要偷他/她的东西？	是	否	1	2	3

续表

此维度描述坚定的信念和感觉体验	是	否	严重程度		
他/她是否对别人的意图和动机有些多疑?	是	否	1	2	3
他/她对自己的能力、财富或技能是否有一些不切实际的信念?	是	否	1	2	3
他/她是否描述听到一些声音,或者他/她是否跟一些想象的人物或"幽灵"对话?	是	否	1	2	3
他/她是否会声称或者抱怨,或者表现得像是看到了别人看不到的东西(如人、动物、昆虫等),也就是说,这些东西对别人来说是想象出来的?	是	否	1	2	3

⊘ 其他

知能筛检测验（CASI）

知能筛检测验（cognitive ability screening instrument, CASI）由美国南加州大学李眉（Evelyn Teng）教授结合中国文化特点和老人受教育特征编制的，可用于全面认知功能评估。

该测验中使用的问题贴近老人生活现实，而且适合于低文化水平的老人。整个测验可评估长时记忆、短时记忆、注意力、专注力、定向力、语言能力、构图能力、抽象与判断能力、言语流畅性等9个重要的认知领域。总分（满分）100分，得分越高，反映认知功能越好。整个测验平均评测时间为15分钟。CASI总分和各认知领域评分均可作为观察指标进行分析。所有测评员需接受系统培训，通过考核后可参照测评手册独立开展工作。测评结束后，将测评原始分数依次输入电脑程序，提交后可直接生成测评报告。

📖 参考文献

1 Teng EL, Hasegawa K, Homma A, Imai Y, Larson E, Graves A, et al. The Cognitive Abilities Screening Instrument (CASI): a practical test for cross-cultural epidemiological studies of dementia. International Psychogeriatrics 1994; 6(1):45-58.

2 高静芳，陶明，李翼群，等．智能筛选测验的信度和效度测试．中华精神科杂志，1997；30(3):175-178.

3 陆蓉，罗祖明，刘协和．认知能力筛查测验C-2.0在成都地区老年人群应用的信度和效度．中国临床心理学杂志，2000；8(2):34-36.

蒙特利尔认知评估量表（MoCA）

蒙特利尔认知评估量表（Montreal cognitive assessment, MoCA）是主要用于筛查轻度认知损害的一种简便、快捷的筛查工具，由加拿大学者Z.S Nasreddine编制，目前已被翻译成中文版。

MoCA包含对6个认知领域的评估，主要为：短时与延迟回忆、视空间能力、执行功能、注意力与专注力、语言能力以及定向力。满分为30分，得分越高，提示认知功能越好。完成整个评估大约需要10分钟。英文原版中界定评分在26分以下应警惕认知功能损害。由于MoCA量表的使用受语言习惯及文化背景的影响，在不同文化背景中使用时需要进行文化调适。现有研究提示MoCA在文盲群体中的使用还存在一定局限性。

中文版MoCA量表筛查MCI的界限分普遍比原版低，但由于不同研究采用了不同的翻译版本，因此尚无统一的适合于我们老年人群的轻度认知损害界限分。详情请查询www.mocatest.org

📕 参考文献

1 Nasreddine ZS, Phillips NA, Bédirian V, et al. The Montreal Cognitive Assessment (MoCA): A Brief Screening Tool For Mild Cognitive Impairment. Journal of the American Geriatrics Society 53:695-699, 2005.

2 温洪波，张振馨，牛富生，等．北京地区蒙特利尔认知量表的应用研究.中华内科杂志，2008，47(1):36-39.

3 张立秀，刘雪琴．蒙特利尔认知评估量表中文版广州市老人院人群划界探讨．中国心理卫生杂志，2008，22(2):123-125.